Abderrahim ELLAFI
Latifa MTIBAA
Boutheina JEMLI

Miíase humana

Abderrahim ELLAFI
Latifa MTIBAA
Boutheina JEMLI

Miíase humana

Quatro novos casos na Tunísia

ScienciaScripts

Imprint

Cover image: www.ingimage.com

This book is a translation from the original published under ISBN 978-620-6-71832-1.

Publisher:
Sciencia Scripts
is a trademark of
Dodo Books Indian Ocean Ltd. and OmniScriptum S.R.L publishing group

120 High Road, East Finchley, London, N2 9ED, United Kingdom
Str. Armeneasca 28/1, office 1, Chisinau MD-2012, Republic of Moldova, Europe
Printed at: see last page
ISBN: 978-620-8-24686-0

ÍNDICE DE CONTEÚDOS

INTRODUÇÃO

A miíase é uma ectoparasitose cosmopolita causada por larvas acéfalas e apodóticas (larvas) de dípteros ciclófagos (moscas). [1].

Reconhecidas desde a antiguidade, as moscas responsáveis pela miíase estão entre os insectos mais devastadores do mundo, causando graves prejuízos na criação de animais, com grandes perdas económicas, incluindo a redução da produção de leite, problemas de peso, fertilidade e má qualidade do couro [1].

Nos mamíferos (incluindo os humanos), as larvas de dípteros podem alimentar-se de tecidos mortos, de substâncias corporais líquidas ou de alimentos ingeridos pelo hospedeiro e podem causar uma vasta gama de infestações, dependendo da localização do corpo e da relação das larvas com o hospedeiro [2]. A miíase humana é causada principalmente por moscas pertencentes às famílias *Calliphoridae, Oestridae ou* Sarcophaginae [3]. A distribuição da miíase humana é mundial, com mais espécies e maior abundância nas regiões socioeconómicas mais pobres dos países tropicais e subtropicais.

A infestação não está necessariamente ligada ao mundo tropical, mas uma viagem a um destes destinos pode aumentar o risco de miíase, nomeadamente o risco de miíase cutânea. [4]. Nos países onde não é endémica, a miíase é uma doença importante e pode representar a quarta doença de pele mais comum associada às viagens [[5].

As viagens realçaram claramente a importância de conhecer a miíase, particularmente em países onde a infestação é invulgar e rara.

Mesmo os médicos que não estão familiarizados com esta doença podem diagnosticar facilmente os casos em que os micróbios são visíveis, mas os casos furunculares, migratórios e cavitários e a pseudomiíase representam um desafio de diagnóstico. Os clínicos devem estar conscientes da possibilidade deste diagnóstico, uma vez que o tratamento atempado e adequado pode reduzir a extensão da lesão e a morbilidade [6]. Para um diagnóstico correto, é necessário determinar vários aspectos: a região para onde o doente viajou, as condições climáticas e os hábitos das espécies na região visitada. Um diagnóstico preciso e rápido é importante não só para aliviar os sintomas do doente, mas também para evitar a prescrição de tratamentos desnecessários, nomeadamente antibióticos, que favorecem o desenvolvimento de resistência bacteriana. O aumento do comércio mundial, a imigração e o aquecimento global também aumentam a probabilidade de as moscas responsáveis pela miíase se propagarem a novos territórios ou a regiões onde já foram erradicadas no passado, daí o importante papel dos médicos na vigilância ativa. [7].

O objetivo do nosso trabalho é estudar as caraterísticas epidemiológicas, clínicas e biológicas da miíase, bem como o seu tratamento, relatando quatro casos de miíase diagnosticados no laboratório de parasitologia-micologia do principal hospital de formação militar em Tunes.

MÉTODOS

Tipo de estudo:

Este foi um estudo retrospetivo e descritivo. Tratou-se de quatro casos de miíase diagnosticados no Laboratório de Parasitologia-Micologia do Hospital de Formação Militar Principal de Tunes entre 2018 e 2022.

1. População do estudo:

Incluímos todos os casos clinicamente suspeitos de miíase humana com confirmação parasitológica no Hospital Militar de Tunes durante o período do estudo. O diagnóstico das espécies baseou-se em critérios macroscópicos e microscópicos de acordo com os critérios de Zumpt.

As observações foram completadas com todas as informações clínicas, o tratamento e a evolução do paciente.

2. Recolha de dados:

Para cada caso, registámos o sexo, a idade, o país de residência, a história patológica, os sinais clínicos, as espécies de miíase, quaisquer complicações, os métodos de tratamento e a evolução clínica.

3. Pesquisa bibliográfica:

Utilizámos as bases de dados electrónicas PubMed, Science direct e Google Scholar para selecionar artigos de interesse. As palavras-chave utilizadas foram: human myiasis, travel, Tunisia, e os seus corolários em inglês. Consultámos também o registo de teses e dissertações das quatro faculdades de medicina.

4. Considerações éticas e declaração de interesses:

Uma vez que se trata de um estudo retrospetivo, não foi solicitado o consentimento dos doentes notificados. No entanto, o anonimato e a confidencialidade dos dados pessoais foram respeitados.

RESULTADOS

1. Observações:

1.1. Comentário 1:

A doente tinha 38 anos e trabalhava no aeroporto de Djerba. Tinha sido tratada por perfuração timpânica bilateral na sequência de infecções auriculares de repetição e por síndroma antissintetase que tinha evoluído durante 5 anos sob tratamento com corticosteróides e imunossupressores.

Em junho de 2018, enquanto estava no hospital para o seu curso mensal de Ciclofosfamida, a paciente apresentou rinorreia clara com exacerbação nocturna de prurido nasal. Não havia febre ou outros sinais clínicos. Dois dias após o início da rinorreia, a paciente notou a presença de vermes móveis, esbranquiçados, medindo alguns milímetros ao assoar o nariz. O exame otorrinolaringológico revelou apenas um aspeto compatível com rinite congestiva, sem outras anomalias. Os exames laboratoriais não revelaram quaisquer anomalias, nomeadamente hipereosinofilia ou síndroma inflamatório.

O estudo macroscópico e microscópico de 2 larvas permitiu a sua identificação segundo os critérios de Zumpt. Trata-se de larvas do estádio L2 (5 e 6 mm) de *Oestrus ovis* **(figura 1).** As larvas têm uma forma semi-cilíndrica. O pseudocefálo tem dois ganchos bucais **(figura 2).** Os estigmas respiratórios posteriores são subcirculares com um botão central, perfurados por numerosos poros **(Figura 3). O diagnóstico de miíase nasal foi mantido.**

O doente recebeu lavagem nasal com soro fisiológico várias vezes ao dia. A evolução foi favorável, sem recidiva. O seguimento foi de 3 anos.

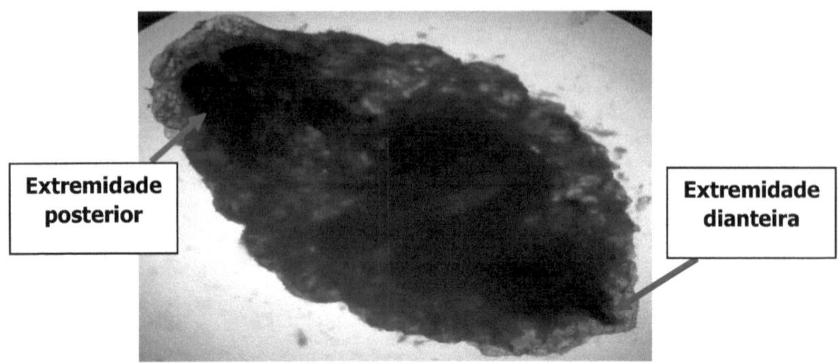

Figura 1: Larva *de Oestrus ovis*, estádio L2 [6 mm] [fotografia tirada no laboratório de parasitologia do HMPIT].

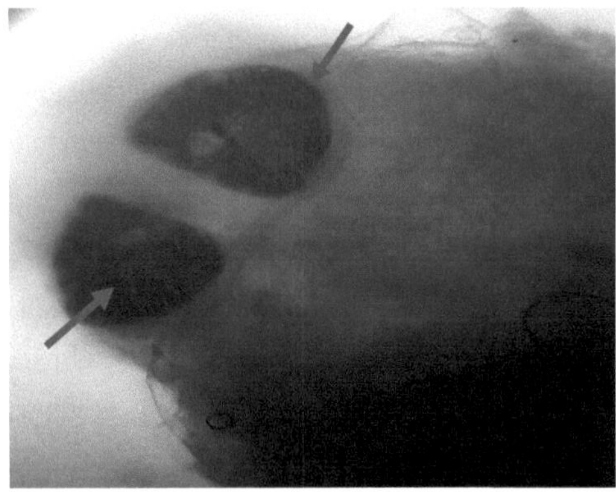

Figura 2: Extremidade posterior da larva: estigmas respiratórios [setas vermelhas] [foto tirada no laboratório de parasitologia do HMPIT].

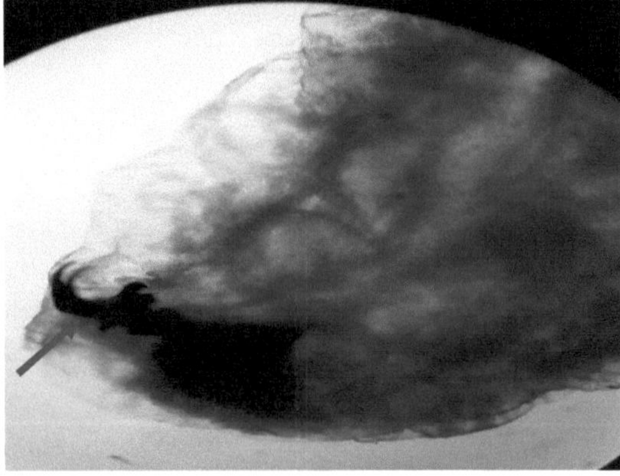

Figura 3: Extremidade anterior da larva: ganchos bucais [seta azul] [foto tirada no laboratório de parasitologia do HMPIT].

1.2. Comentário 2:

O doente tinha 50 anos, trabalhava no aeroporto de Tunes e não tinha antecedentes patológicos assinaláveis.

Apresentava uma síndrome gripal com 10 dias de evolução, com poliartralgia, acessos de tosse e expetoração purulenta num contexto de apirexia. Ao tossir, a doente notou também a emissão de vermes de tamanho milimétrico e de cor esbranquiçada. Este facto levou-a a procurar assistência médica.

O exame otorrinolaringológico revelou apenas faringite com mucosa congestiva à endoscopia nasal. A auscultação pulmonar era normal, com radiografia de tórax normal. As análises laboratoriais eram normais, sem hipereosinofilia ou síndroma inflamatório biológico. A radiografia de tórax era normal.

O exame parasitológico identificou larvas *de Oestrus ovis* na fase L2 [8 mm] **(figura 4).** As larvas tinham forma semicilíndrica. O diagnóstico de miíase nasofaríngea foi aceite.

O doente recebeu um colutório anti-sético e uma solução salina para lavagem nasal várias vezes por dia. A evolução foi favorável ao fim de 15 dias, não tendo sido libertados novos vermes.

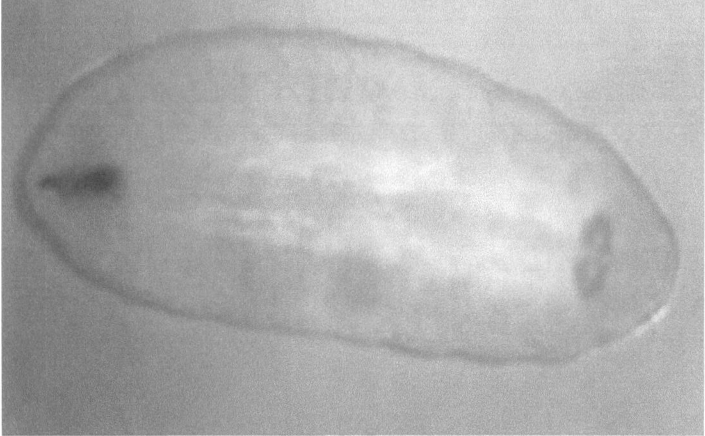

Figura 4: Larva *de Oestrus ovis*, estádio L2 [8 mm] (fotografia tirada no laboratório de parasitologia do HMPIT)

1.3. Observação 3 [[8]:

O doente tinha 60 anos, do sexo masculino, natural de Bizerte. A sua história incluía diabetes tipo 2 há 28 anos, em fase de complicações degenerativas; hipertensão arterial há 4 anos; doença arterial coronária e insuficiência renal crónica há dois anos.

Foi admitido no Serviço de Doenças Infecciosas do Hospital Militar de Tunes em setembro de 2019 para tratamento de uma ferida de pé diabético. Foi submetido a uma amputação do segundo, terceiro e quarto dedos do pé direito. Após dois meses, iniciou sessões de oxigenoterapia hiperbárica (OTH), durante as quais foi observado um verme esbranquiçado móvel na ferida **(Figura 5).**

Os exames laboratoriais não revelaram anomalias, nomeadamente hipereosinofilia ou síndrome inflamatório biológico.

As larvas foram recolhidas e transferidas para o serviço de parasitologia. A espécie foi identificada de acordo com os critérios de Zumpt. As larvas eram da fase L3 de *Lucilia sericata* **(Figura 5).**

A larva tinha 12 mm de comprimento. Tinha uma forma semi-cilíndrica com uma extremidade anterior afunilada contendo ganchos bucais **(Figura 6).** Na extremidade posterior da larva encontravam-se os estigmas respiratórios. Estes espiráculos posteriores continham um peritrema estreito que formava um anel totalmente fechado, rodeando também um botão conspícuo **(Figura 7).**

®Para além da remoção mecânica das larvas com pinças clínicas, a lesão foi lavada com uma solução aquosa de clorexidina e não foi administrado qualquer tratamento sistémico.

O penso foi mudado duas vezes por dia. Não foi observada qualquer infestação de larvas durante o tratamento. A cicatrização da ferida foi acelerada pela OTHB, com um bom resultado clínico.

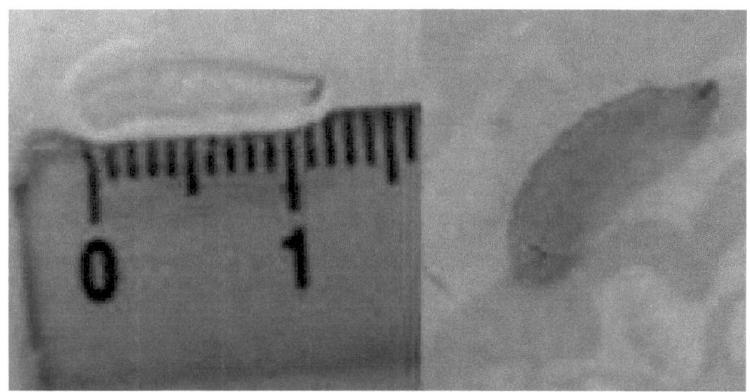

Figura 5: Larva L3 *de Lucilia sericata*

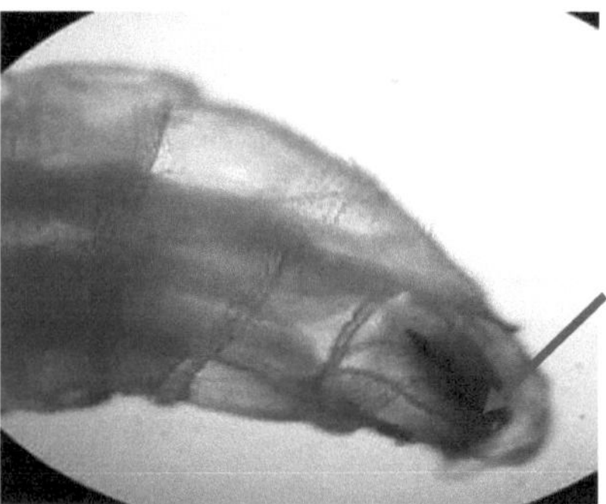

Figura 6: Extremidade cefálica da larva *de Lucilia sericata:* ganchos bucais [seta azul].

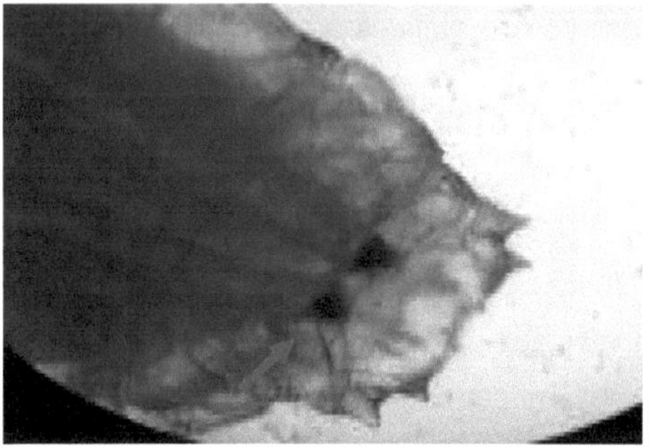

Figura 7: Extremidade posterior da larva *de Lucilia sericata*: estigmas respiratórios (setas vermelhas**)**

(Fotos tiradas no laboratório de parasitologia do HMPIT)

1.4. Observação [[9]:

O doente tem 31 anos e não tem antecedentes médicos. Esteve envolvido num acidente de viação (colisão entre dois automóveis) em 2 de novembro de 2021.

O doente foi encaminhado para o serviço de urgência mais próximo, com os seguintes dados de admissão: pontuação de Glasgow 4/15, pupilas em miose apertada, polipneia a 22 ciclos por minuto, SpO2 88% em ar ambiente, roncos bilaterais e taquicardia. O doente foi entubado. Foi submetido a um bodyscan que revelou uma hemorragia meníngea e fracturas das vértebras cervicais C5/C6. O doente permaneceu na urgência durante 36 horas antes de ser admitido na unidade de cuidados intensivos do Hospital Militar de Tunis (dia 0). No segundo dia, o paciente desenvolveu febre (39,8°C) e uma síndrome inflamatória biológica com hiperleucocitose (16.200 células/mm3) e níveis elevados de proteína C-reactiva (360mg/l) e procalcitonina (34 µg/l). ®Foi medicado com augmentin por suspeita de pneumonite de aspiração.

Foi ordenada uma investigação infecciosa, incluindo exame microbiológico do líquido cefalorraquidiano, urina, uma amostra traqueal protegida e uma hemocultura. No terceiro dia, devido à persistência do choque sético, o doente começou a tomar tazocilina e vancomicina.

No mesmo dia e após os cuidados ao doente (duche, mudança de fralda, etc.), a enfermeira assinalou a presença de uma multiplicidade de pequenos vermes brancos e pegajosos nas partes íntimas do doente (margem anal), que foram recolhidos e enviados ao laboratório de parasitologia para identificação.

Os exames biológicos revelaram uma síndrome inflamatória biológica com hiperleucocitose (16.200 células/mm3) e níveis elevados de proteína C-reactiva (360mg/l) e procalcitonina (34 µg/l).

De acordo com os critérios de Zumpt, os espécimes larvares foram identificados como *Musca domestica* larval stage L3 (8 mm) **(Figura 8).** A extremidade anterior da larva era afunilada e continha um par de ganchos **(Figura 9).** A extremidade posterior era larga e achatada com espiráculos que tinham três fendas sinuosas rodeadas por um anel fortemente esclerotizado com um botão perfurado conspícuo **(Figura 10).**

As zonas íntimas foram depiladas com uma toalete normal e desinfeção anti-séptica. O estado do doente piorou drasticamente e este faleceu no 4º dia em consequência de choque sético e de múltiplas falências viscerais.

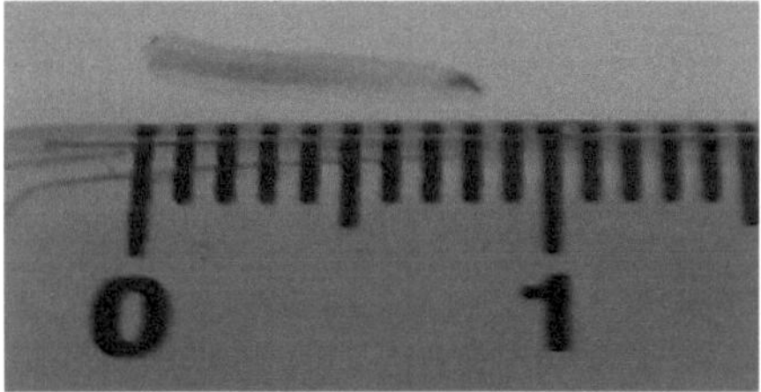

Figura 8: Larva do estádio L3 [8 mm] de *Musca domestica*

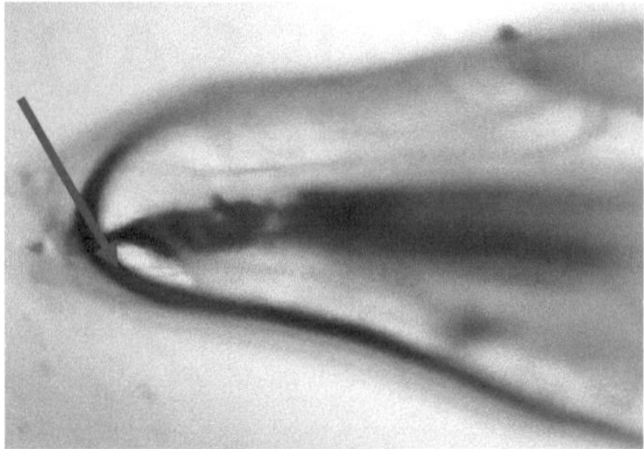

Figura 9: Extremidade anterior afilada da larva *de Musca domestica* contendo um par de ganchos [seta azul].

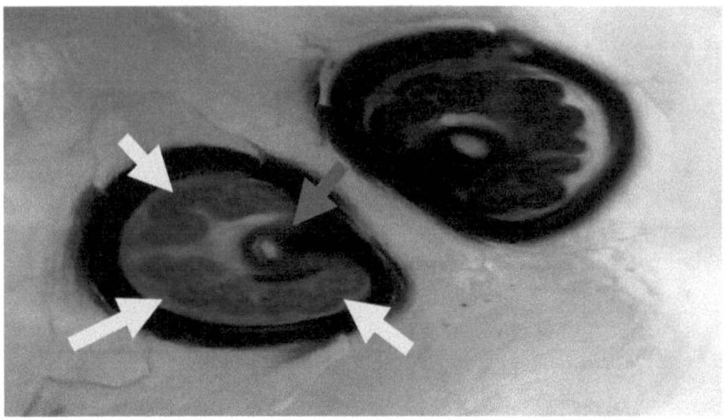

Figura 10: A extremidade posterior da larva *de Musca domestica* mostra: um par de espiráculos respiratórios castanhos em forma de "D", um anel quitinizado (seta vermelha) e 3 fendas estigmáticas sinuosas em forma de "m" em cada espiráculo (setas amarelas).

(Fotos tiradas no laboratório de parasitologia do HMPIT)

DISCUSSÃO

A miíase humana é uma doença raramente observada na Tunísia. Neste artigo, relatamos quatro casos de miíase humana diagnosticados em tunisinos no Hospital Militar de Tunes. A idade média destes doentes era de 45 anos, com um rácio de sexo de 1. Nenhum dos nossos doentes relatou ter viajado, mas dois deles trabalhavam no aeroporto. Ambos tinham miíase nasal ***de Oestrus ovis***. O terceiro doente tinha miíase ***de Lucilia sericata*** numa ferida de pé diabético. Finalmente, relatamos o primeiro caso tunisino de miíase nosocomial ***por Musca domestica*** encontrada nas partes íntimas de um paciente hospitalizado em cuidados intensivos.

As moscas encontram-se em todo o mundo, pelo que a miíase é cosmopolita. As larvas podem permanecer à superfície da pele (miíase hematófaga epicutânea: verme do caso), escavar piadas (larvas *de Lucilia spp.*), penetrar em cavidades (*Oestrus ovis* no nariz ou no olho), penetrar na pele (miíase subcutânea, quer furunculosa, verme de Cayor ou verme do macaco, quer rastejante: *Gasterophilus*), ou completar um ciclo interno do tecido (*Hypoderma* no impasse parasitário em humanos) [10].

O ciclo clássico de uma mosca **(figura 11):** após o acasalamento, as fêmeas depositam os seus ovos num substrato favorável à sua progenitura (solo, muitas vezes água pútrida, caules, botões de flores, frutos ou legumes, etc.), isoladamente ou em rastos ou dispersos numa área mais ou menos vasta. Após um período de tempo variável, de alguns minutos a mais de seis meses, o ovo eclode, dando origem a uma larva (a larva), que mede de alguns milímetros a cerca de 2 cm. Na extremidade posterior, encontra-se um par de estigmas respiratórios, cuja morfologia varia consoante o género e a espécie. Após um período de tempo, muitas vezes dependente da temperatura ambiente, e um certo número de mudas que permitem à larva atingir o seu pleno desenvolvimento, a sua cutícula endurece: é a pupa. Esta é a pupa, no interior da qual se forma o inseto adulto (ou imago). Quando madura, a mosca escapa através de um opérculo pré-formado e o ciclo recomeça [10,11].

As moscas macho são geralmente mais pequenas e emergem mais cedo do que as fêmeas. Regra geral, com uma dieta larvar adequada, o parasita passa mais tempo na fase de ninfa do que na fase de ovo ou larva. A longevidade dos adultos varia consoante as condições ambientais.

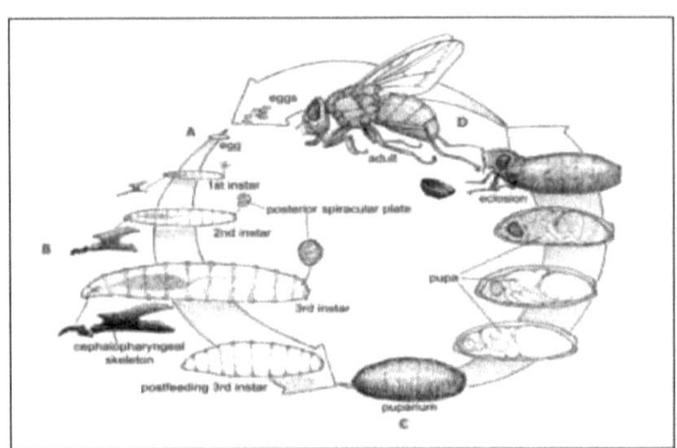

Figura 11: Ciclo de vida da mosca da miíase A: ovo, B: larva [3 fases], C: pupa, D: adulto [12].

A miíase humana é classificada de acordo com o tipo de parasitismo envolvido:

- **Miíases obrigatórias** responsáveis pela furunculose nas regiões tropicais (*Dermatobia hominis, Cordylobia anthropophaga*) e formas viscerais *(Hypoderma bovis*).

- **A miíase humana acidental** ou **oportunista** ocorre em cavidades naturais: miíase auricular, rino-ocular (*Oestrus ovis, Rhinoestrus purpureus*), genital (*Musca domestica*) e rectal (*Eristalis tenax*), pregas cutâneas e feridas (*Lucilia, Calliphora, Wohlfahrtia, Cochlyomyia*). [13].

As manifestações clínicas da miíase variam consoante a espécie de mosca, o número de larvas e a localização da área invadida [14]. **A Tabela I** resume os principais casos de miíase humana de acordo com a entidade clínica, o tipo de parasitismo, a distribuição geográfica e as espécies envolvidas.

Quadro 1: Principais doenças miíases encontradas na patologia humana [10]:

Entidades clínicas	Tipo de parasitismo	Espécie ou género	Discriminação geográfica
Epicutans hematófagos	Obrigatório	*Auchmeromyia senegalensis*	África Negra
Dobras	Oportunista	*Musca domestica* *Calliphora erythrocephala*	Cosmopolita
Feridas	Oportunista Obrigatório	*Musca* spp. e *Calliphora* spp, *Lucilia* spp. *Cochliomyia hominivorax*	Cosmopolita América
Furtividade	Obrigatório	*Hypoderma bovis* *Cordylobia anthropophaga* *Dermatobia hominis*	África Negra Europa América Latina
Conjuntival	Obrigatório	*OEstrus ovis*	Bacia mediterrânica
Subcutâneo rastejante	Obrigatório	*Gasterophilus intestinalis*	Cosmopolita
Cavidade: -vagina -rectum -canal auditivo	 Oportunista Oportunista Oportunista	*Musca domestica* *Eristalis tenax* *Musca* spp, *Calliphora* spp, *Lucilia* spp.	Cosmopolita Europa Cosmopolita
-Sinus, nariz	Obrigatório	*OEstrus ovis, Rhinoestrus*	Europa[sul],África
Intraocular	Obrigatório	*Hypoderma bovis*	Europa
Sistema nervoso central	Obrigatório	*Hypoderma bovis*	Europa

O diagnóstico clínico de "miíase" é óbvio quando uma ou mais larvas são visíveis no fundo de um buraco ou são trazidas pelo doente.

Na **hipodermose**, uma hiper-eosinofilia sanguínea e/ou meníngea importante pode apontar para o diagnóstico, mas o diagnóstico definitivo baseia-se na serologia e raramente na identificação da larva. No caso de um resultado positivo, deve ser instituída uma monitorização regular do fundo do olho.

Deve suspeitar-se de **miíase rasteira** *por Gasterophilus* em doentes que cuidam de cavalos ou que vivem no campo perto de estações de criação de equídeos e que não viajaram para zonas tropicais (eliminação de uma larva (ancilóstomo) e de uma larva currens (anguilula).

Noutros casos de miíase, o diagnóstico é feito através da visualização das larvas. Estas serão removidas com uma pinça ou uma cureta romba **(Figura 12)** (miíase conjuntival, feridas, pregas cutâneas, cavidades naturais, etc.) ou após excisão na miíase furunculosa, ou ainda pela sua expulsão ao espirrar ou assoar o nariz na miíase nasal e sinusal, ou nas fezes na miíase digestiva ou rectal (*Erystalis tenax, Fannia* spp). Estas últimas podem por vezes ser observadas durante a retoscopia ou a colonoscopia baixa e extirpadas durante o exame[13].

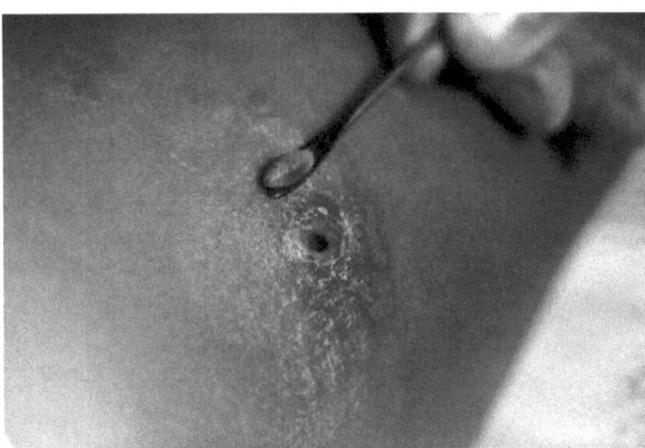

Figura 12: Larva *de Cordylobia anthropophaga* extraída numa cureta de espuma[13][

Para o diagnóstico entomológico, as larvas recolhidas devem ser fixadas com álcool etílico a 70°. Exceto em casos especiais, a identificação da espécie em questão requer a ajuda de um entomologista experiente. Esta identificação é efectuada em larvas de estádio III (exceto no caso da *Hypoderma bovis*, em que se trata do estádio I). O tamanho, a forma, a cor e a ornamentação desempenham um papel importante na identificação. Mas é principalmente através da observação da extremidade posterior, onde se encontram os estigmas respiratórios (ou espiráculos), cuja morfologia varia consoante o género e a espécie, que a identificação pode ser feita com certeza. Um espiráculo é constituído por um peritreme e uma estrutura circular ou "botão" esclerotizado que envolve (exceto nos *Oestridae* e *Hypodermatidae*) as fendas respiratórias (uma na fase I, duas na fase II e três na fase III, que é a fase mais caraterística) **(figura 13).** Baseia-se igualmente na forma dos escleritos bucais (ganchos) na extremidade anterior. A identificação requer, por conseguinte, após dissecação e desidratação, a montagem das extremidades das larvas entre uma lâmina e uma lamela, em Bálsamo do Canadá [10]. No **apêndice 1** é apresentada uma chave de identificação baseada nas formas clínicas.

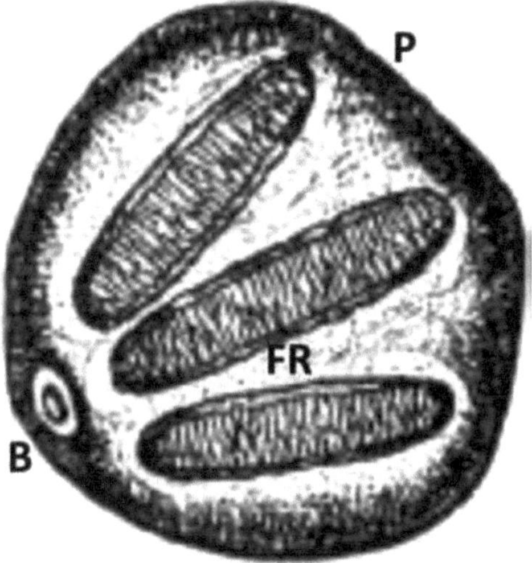

Figura 13: Morfologia clássica dos estigmas respiratórios da mosca da ciclorreia. P: peritremeum; B: botão; FR: fendas respiratórias (ou estigmas)[[10]

Neste artigo, relatamos os primeiros casos de miíase nasal ***de Oestrus ovis*** na Tunísia.

Oestrus ovis é a espécie mais comummente isolada na miíase e é responsável por uma infeção geralmente benigna. Trata-se de uma espécie pertencente à família *Oestridae*, subfamília *Oestrinae*. É um inseto díptero quase cosmopolita. Está distribuído em regiões subtropicais. A maioria dos casos relatados na literatura provém do Norte de África, do Sul da Ásia e do Médio Oriente. [[15]. Com as peças bucais atrofiadas, esta pequena mosca amarelo-acinzentada não se alimenta e tem uma vida muito curta, dedicada exclusivamente à reprodução [16] **(Figura 14).**

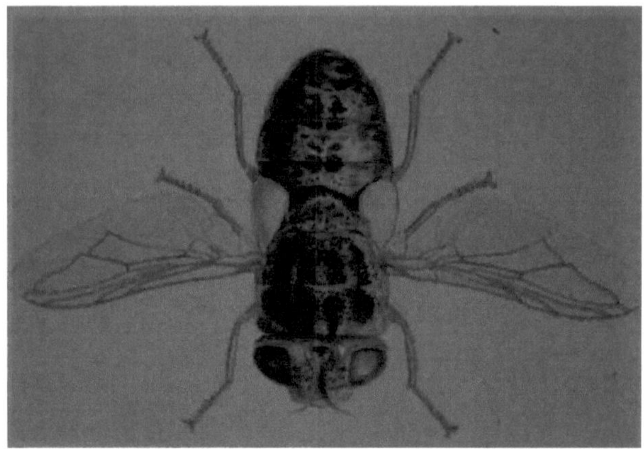

Figura 14: O *estro* da mosca Ovis [17].

As larvas destas moscas, parasitas obrigatórias dos ovinos, deslocam-se até aos seios frontais para continuarem o seu desenvolvimento. A sua passagem pelas cavidades nasais dos ovinos e caprinos provoca agitação e espirros. A sua presença nos seios nasais provoca tonturas e estimula a secreção de muco, tanto nos animais como no homem. Na fase final do seu desenvolvimento, as larvas são eliminadas no muco nasal (doença de jetage). As larvas L1 depositadas em setembro-outubro sofrem hipobiose durante dois a 12 meses e são libertadas no muco nasal na primavera seguinte. Caem no solo onde se transformam em pupas. A pupação depende de condições climáticas favoráveis e dura 30 a 35 dias; em julho-agosto, a pupa dá origem a um inseto adulto ou imago[16] **(Figuras 14, 15 e 16).**

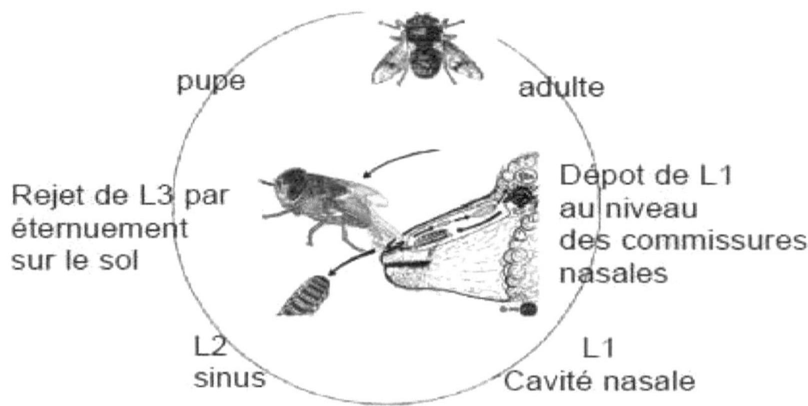

Figura 15: Ciclo do estro da ovelha [18]

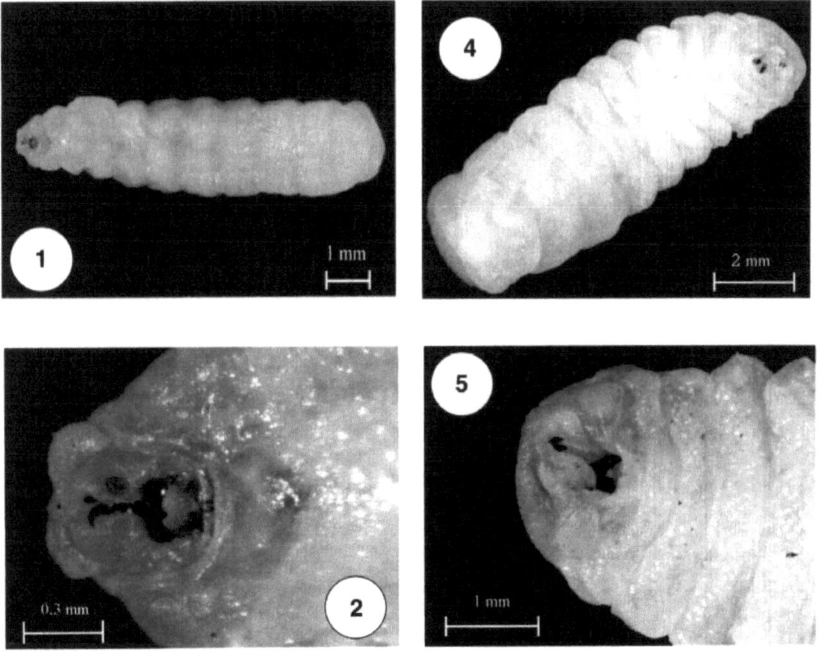

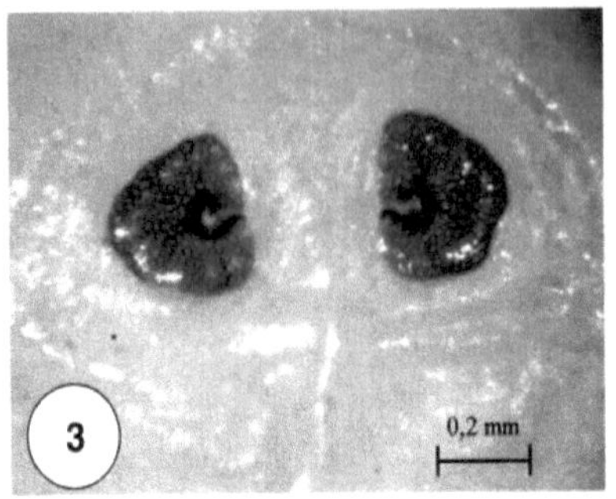

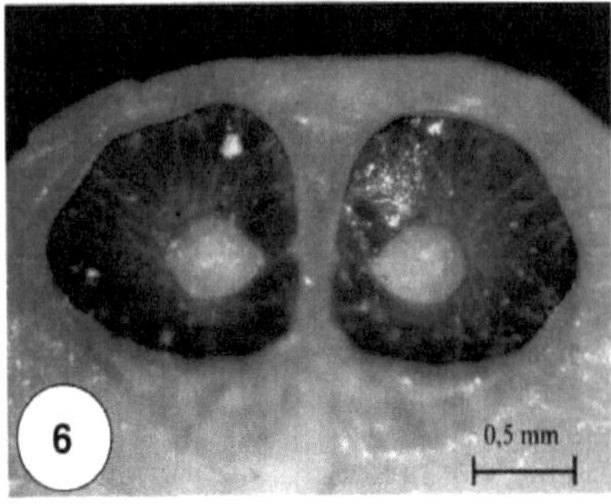

Figura 16: Larvas *de Oestrus* ovis *[16].*

Imagens 1-3: Segundo estádio larvar ou L2.

Imagem 1: Vista ventral; Imagem 2: Ganchos bucais; Imagem 3: Peritrema posterior.

Imagens 4-6: Terceiro estádio larvar ou L3.

Imagem 4: Vista ventral; Imagem 5: Ganchos bucais; Imagem 6: Peritrema posterior.

O número real de casos, tanto a nível mundial como na Tunísia, é certamente superior ao número publicado. Na Tunísia, estas doenças não são de declaração obrigatória. Por conseguinte, a prevalência real destas doenças entre os viajantes tunisinos ou as pessoas provenientes de zonas endémicas é subestimada, o que explica o número muito baixo de casos notificados. Estas baixas prevalências podem também ser explicadas pela ignorância do diagnóstico ou pela extirpação dos parasitas, sem confirmação entomológica do diagnóstico. Daí a dificuldade em avaliar a frequência desta doença. Classicamente, existe um fator de risco ligado a certas profissões (pastores ou veterinários, em particular) e a certos estilos de vida, como acampar e viajar para zonas endémicas. Um estudo efectuado por Pampiglione et al. em 112 pastores de 22 municípios italianos indicou que 80,3% dos casos estudados tinham contraído uma infeção por *O.* ovis pelo menos uma vez na vida. [19]. No entanto, as pessoas podem ser afectadas em locais onde não existem ovinos, como cidades e praias.

A frequência desta doença nos seres humanos é maior "onde os ovinos são raros e a população é densa". [20][. Pagès também fez eco da hipótese de Sergent ao afirmar que "a oestrose só ataca o homem onde não há ovelhas", ou seja, onde a população ovina é muito menos densa do que a população humana. [21][.

Apesar de uma elevada prevalência em ovinos (93,63%), foram descritos poucos casos humanos no nosso país, de acordo com um estudo de um ano efectuado por Kilani et al. Anane e Ben Hssine relataram 11 casos de miíase conjuntival no sul da Tunísia em 2010 e Zayani et al relataram 23 casos em 1989 no sahel tunisino, todos devidos a *O. ovis* [22-24].

Os nossos dois primeiros casos foram registados nos aeroportos da ilha de Djerba e de Tunes-Cartago, que não são regiões de criação de ovinos. Este facto reforça a hipótese de que estes dois casos se devem provavelmente a viagens.

Nos seres humanos, o ciclo é sempre abortivo e a larva não ultrapassa o estádio 1 ou mesmo o estádio 2, como foi o caso nos nossos dois primeiros doentes, mas há alguns casos raros relatados na literatura em que as larvas *de O. ovis* na área nasal foram extraídas no estádio L3 [10,16,25-27].

Na miíase nasal, as larvas causam necrose extensa, descamação e destruição dos tecidos intranasais e podem atingir áreas profundas e inacessíveis do nariz e dos seios paranasais. Observou-se que, no caso da miíase humana, a maioria das mortes resulta do envolvimento das cavidades nasais, com uma taxa de fatalidade de até 1,19% [28,29]. Há relatos de casos de miíase nasal que se espalharam para o esófago e até para o estômago, com um resultado fatal resultante da destruição dos tecidos. [30]. Outras complicações podem surgir, como infecções da órbita ou celulite da face, ulceração da parede posterior da faringe, perfuração do septo nasal, perfuração palatina e, em casos extremos, penetração no sistema nervoso central, meningite ou pneumoencéfalo [29,31,32]. No entanto, a maioria dos casos é detectada mais cedo devido ao desconforto intenso e tratada antes que outras estruturas mais profundas sejam afectadas.

Os agentes que causam miíase nasal *incluem Oestrus ovis*, *Cochliomyia hominivorax*, *Chrysomya bezziana*, *Lucilia sericata*, *Drosophila melanogaster* e *Calliphora vicina*.

O tratamento baseia-se principalmente na extração manual de todas as larvas, mesmo em zonas profundas, o que torna este método muito difícil sem assistência endoscópica, podendo ser necessárias várias sessões.

Além disso, um estudo indiano de 2018 que avaliou a eficácia da ivermectina em comparação com a extração manual de larvas concluiu que a ivermectina per os era eficaz no tratamento da miíase nasal e nasofaríngea, em termos de eliminação precoce, redução da morbilidade e menor tempo de internamento hospitalar [33].

O tratamento curativo e preventivo dos efectivos com ivermectina (200 µg/kg) parece ser eficaz na redução da infestação nas três fases larvares [34,35]. Este tratamento poderia ter um impacto na frequência da oestrose humana, reduzindo, pelo menos, o risco de contaminação do gado.

O nosso terceiro caso foi uma miíase ***de Lucilia sericata*** num pé diabético. *Lucilia* é um género de Diptera da família *Calliphoridae* **(Figura 17).** Trata-se de um grupo relativamente pequeno e homogéneo de moscas com uma bela cor azul-esverdeada metálica. Juntamente com outros géneros, são vulgarmente conhecidas como "moscas verdes" e têm um comportamento principalmente saprófago e necrófago [36]].

Os ovos *de Lucilia spp* são depositados no hospedeiro. As moscas adultas são muito sensíveis a estímulos químicos e são capazes de localizar facilmente locais de oviposição adequados [37]. As feridas com áreas necróticas são locais ideais para a deposição de ovos e o desenvolvimento das larvas **(Figura 18).** A taxa de desenvolvimento após a oviposição depende da temperatura. Acima de 30°C, a incubação dos ovos de *L. sericata* demora 10-12 horas e a conclusão da fase de alimentação das larvas demora mais dois a cinco dias [[38]o que dá um total de três dias para o fim da alimentação. Greenberg [[39] indicou que o tempo mínimo médio entre a postura dos ovos e a conclusão do segundo instar larvar era de pouco mais de dois dias (50 horas) a 29°C.

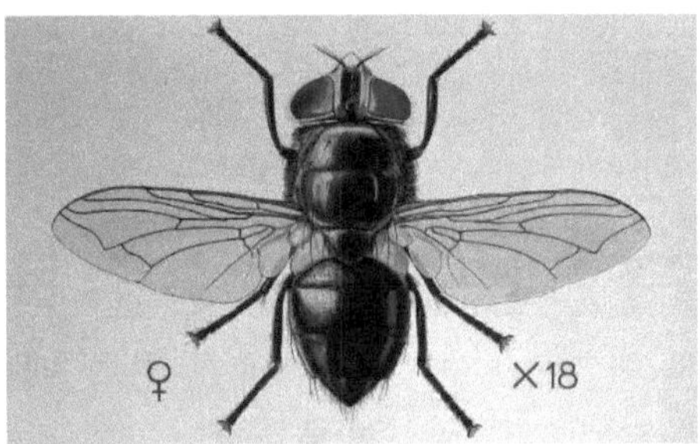

Figura 17: A mosca Lucilia sericata [40][

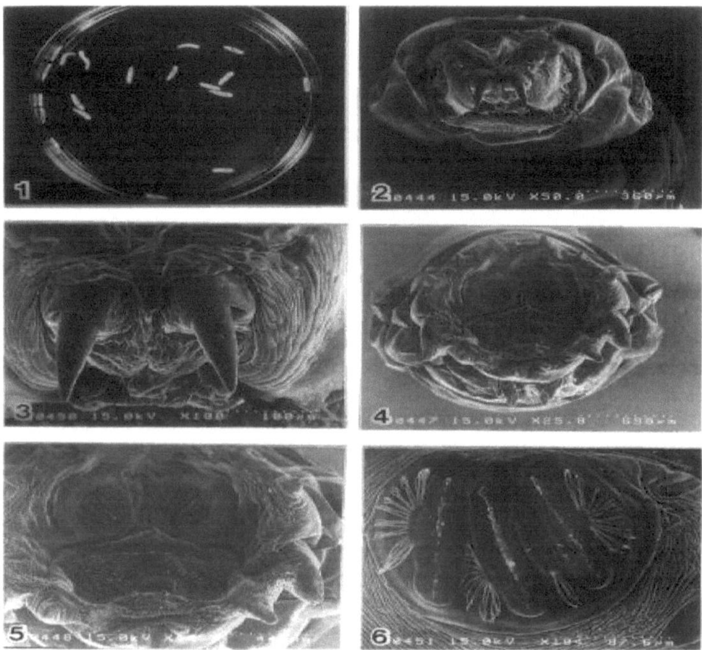

Figura 18: Larvas de Lucilia sericata: Imagens 2-6 Microscopia eletrónica de varrimento da larva; 2 Extremidade anterior com ganchos orais [×50]; 3 Ganchos orais [×180]; 4 Extremidade caudal com espiráculos posteriores. Área espiral cercada por 10 tubérculos [×25]; 5. Espiráculos posteriores com três aberturas em forma de fenda [×50]; 6. Espiráculos posteriores [×180].*[41]*

Curiosamente, *a L. sericata* é mais comummente utilizada terapeuticamente para uma variedade de indicações, incluindo o tratamento de feridas de osteomielite [13]. Existem três efeitos benéficos principais da terapia com larvas numa ferida: desbridamento do tecido necrótico, desinfeção por digestão bacteriana e melhoria da cicatrização da ferida através da estimulação do crescimento do tecido de granulação [14].

Além disso, o conhecimento do ciclo de vida de *L. sericata* pode melhorar a investigação forense em zonas rurais e urbanas. Os dados de sequência de *L. sericata* como marcador específico para identificação parecem constituir uma ferramenta de investigação valiosa em entomologia forense[42]. A multiplicação de insectos está ligada à hora da morte.

A miíase traumática ou de feridas envolve a infestação de lesões traumáticas por larvas de Diptera parasitas. A infestação de feridas humanas negligenciadas por larvas de moscas durante períodos de guerra era um fenómeno comummente observado [[43] no entanto, a infestação de feridas infectadas por larvas em tempos normais não é invulgar. A mais pequena ferida ou abrasão, mesmo a causada por uma picada de carraça, pode ser um local de atração suficiente para a oviposição da mosca fêmea. As feridas abertas negligenciadas são um dos factores predisponentes para a miíase. Nos países em desenvolvimento, como a Índia, a miíase é um sinal de tratamento negligenciado de feridas [43]. Os doentes eram frequentemente de baixo estatuto socioeconómico, sem-abrigo ou toxicodependentes. Os ovos são depositados na ferida ou perto dela, e as larvas em desenvolvimento causam danos graves através da sua atividade alimentar. O primeiro caso de miíase traumática humana devido à *Lucilia cuprina* foi registado na África Ocidental num doente que sofria de lepra [44].

Devido à neuropatia periférica, os casos de diabetes são considerados como um grupo de risco importante para a doença devido à sensibilidade reduzida. [[42] como foi o caso do nosso paciente.

Um estudo realizado por Usyal et al. sobre 18 casos de miíase em doentes com pés diabéticos concluiu que esta doença está frequentemente associada a más condições de higiene e é mais comum no verão. [42].

As feridas abertas ou as alterações na pele não só aumentam o risco de miíase humana, como também o primeiro contacto das moscas com uma ferida pode, teoricamente, levar a infecções com bactérias resistentes aos antimicrobianos [45-47]. Uma revisão efectuada por Onwugamba et al em 2018 mostrou que *Escherichia coli* produtora de beta-lactamase de espetro alargado [ESBL] resistente aos carbapenemes ou à colistina, *Enterococcus faecium* produtora de ESBL, *Klebsiella pneumoniae, Salmonella enterica* ou *Staphylococcus* aureus resistente à meticilina podiam ser detectados nas moscas [48]. Embora ainda não se tenha provado que a transmissão direta destas bactérias entre as moscas e os seres humanos desencadeia doenças, as moscas são, pelo menos, responsáveis pela transmissão de *Chlamydia trachomatis*, que causa o tracoma [49-51]. É, portanto, concebível que, para além da miíase, outras infecções possam também ser transmitidas pelas moscas.

O tratamento recomendado nestes casos de miíase é a recolha de todas as larvas visíveis diretamente da ferida e a realização de um desbridamento ativo e de um penso diário com limpeza utilizando soluções anti-sépticas; se possível, a área infestada deve ser completamente removida [52,53]. Também podem ser efectuadas excisões para alcançar as larvas. Em primeiro lugar, as larvas são forçadas a vir para a superfície através da indução de hipoxia regional com uma substância tóxica; em seguida, as larvas na superfície são limpas mecanicamente [14].

Pode ser necessário arejar o local da ferida para evitar complicações como a maceração. Se a ferida for deixada aberta para ventilação, deve ser coberta com uma camada fina de gaze esterilizada. Os poros da gaze devem ser suficientemente pequenos para impedir a penetração de moscas, permitindo simultaneamente a circulação de ar. Além disso, as feridas crónicas devem ser tratadas pelo menos uma vez por dia e bem fechadas. O local da ferida deve ser inspeccionado e limpo regularmente para evitar a ocorrência de miíase. [42].

O nosso quarto caso foi um caso de miíase nosocomial causada por ***Musca domestica*** nas partes íntimas de um doente nos cuidados intensivos.

A mosca doméstica, *Musca domestica Linnaeus* **(Figura 19),** é uma espécie sinantrópica cosmopolita que vive em contacto estreito com os seres humanos. É geralmente considerada como um vetor mecânico de doenças e é capaz de transferir centenas de organismos patogénicos para os seres humanos. *A Musca domestica* é também atraída por fontes de alimentação humana ou resíduos animais [54,55]. A mosca doméstica, como espécie oportunista, pode pôr os seus ovos em vários tipos de matéria orgânica húmida e em decomposição, como composto, lixo, excrementos, fruta fresca e em decomposição, a maioria dos alimentos humanos e até carniça. Em alguns casos, pode causar miíase. As localizações relatadas na literatura foram: intestinal, em feridas e cavitária [[14].

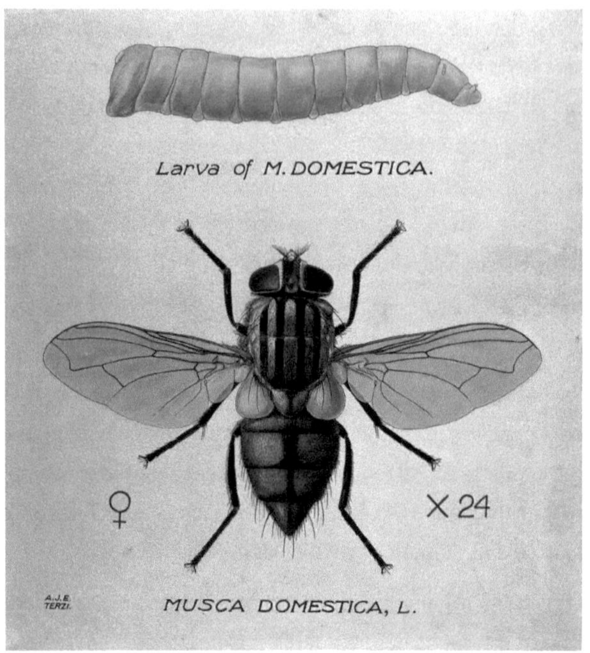

Figura 19: A larva e a mosca *Musca* domestica [56][.

A miíase nosocomial ou miíase associada aos cuidados de saúde é uma entidade rara, com poucos casos publicados na literatura. Pode ter um grande impacto psicológico nos doentes e nas suas famílias e pode prejudicar seriamente a imagem e a reputação do hospital. A licença e a situação financeira do estabelecimento de saúde estarão em causa. Os factores que mais contribuem para a miíase nosocomial são os seguintes. [57]:

(i) Um estado alterado de consciência ou mobilidade reduzida.

(ii) A presença de feridas expostas ou de tecido necrótico.

(iii) Padrões de higiene deficientes.

(iv) Não há janelas gradeadas.

(v) Clima quente.

Na maioria dos casos de miíase nosocomial na Europa, os factores mais importantes foram a ausência de janelas gradeadas, a presença de uma úlcera infetada e a ausência de ar condicionado no hospital (as janelas tinham de ser deixadas abertas no tempo quente). [58][. Nos países em desenvolvimento, os factores mais importantes são as janelas abertas e as más condições de higiene [[59]. Na presença destes factores contribuintes, a miíase pode ser considerada um risco para os doentes que sofrem de traumatismo e mobilidade reduzida. Cinco casos de miíase nosocomial relacionados com complicações diabéticas (duas feridas no pé, uma perna, um nariz e uma pálpebra) foram relatados por Joo e Kim [41] apoiando assim a inclusão de pacientes diabéticos entre os que correm risco de miíase.

A fim de evitar a miíase, Sherman et al [[57] recomendaram que as feridas nunca devem ser deixadas descobertas. No entanto, M. Dutto descreveu anteriormente um caso de miíase devido a *Sarcophaga cruentata* numa ferida coberta num doente politraumatizado hospitalizado na unidade de cuidados intensivos [60]. O mesmo autor, acompanhado por M. Pellegrino e S. Vanin, decidiu realizar uma experiência simples para confirmar a capacidade das larvas *de Sarcophaga* de primeiro estádio de se deslocarem através de ligaduras: pés de porco, em estado de decomposição imitando feridas purulentas, foram colocados em caixas de plástico com duas fêmeas grávidas de *S. africa*. Duas patas foram cobertas com ligaduras de algodão e duas outras foram mantidas descobertas como controlo. Após quatro dias, as patas de porco e as ligaduras foram examinadas para detetar a presença de larvas. Os resultados demonstraram a capacidade das larvas de *S. africa* para alcançar tecidos decompostos envolvidos em ligaduras elásticas ou de algodão [61].

A forma mais simples e mais eficaz de prevenir a miíase seria colocar telas nas janelas e noutras condutas de ventilação. Isto é particularmente importante quando os insectos podem ser atraídos durante a iluminação nocturna de um quarto, como é o caso da unidade de cuidados intensivos. É também necessário sublinhar a maior sensibilização do pessoal de enfermagem ao lidar com ferimentos graves numa altura do ano que oferece temperaturas óptimas para a reprodução de moscas [58].

As moscas são atraídas para ovipositar na zona genital pelos odores causados pela falta de higiene e por infecções genitais coexistentes. A doença é geralmente encontrada em pessoas com um baixo nível de educação, crianças e idosos. A localização na zona genital está geralmente associada a um comportamento sexual promíscuo em indivíduos com múltiplos parceiros sexuais. Os ovos ou as larvas podem depositar-se quando o doente está despido ou mal vestido. Esta condição pode por vezes ser observada em turistas que visitam destinos exóticos em regiões tropicais como a América Central e do Sul, África e Ásia. [62].

A miíase escrotal humana foi notificada na América do Sul devido a uma infestação de mosca do vinagre num turista que regressava de uma zona florestal [63].

As larvas da mosca podem invadir o reto ou o ânus e completar o seu desenvolvimento no interior, no reto do hospedeiro. As causas mais comuns são as feridas negligenciadas da fissura anal, a colite infecciosa, os pólipos e a doença inflamatória intestinal. Entre as moscas associadas a este fenómeno encontram-se a *E. tenax* [L.] [Syrphidae] , *a F. scalaris* [Fabricius] [Fanniidae], a *M. stabulans* [Fallen] [Muscidae] e *a Fannia canicularis* [L.] [Fanniidae] [43].

Citamos também um caso relatado por Zardi et al de miíase de uma fístula reto-cutânea devida a *Sarcophaga sp* num doente que sofria de metástases ósseas em Itália. [64].

CONCLUSÕES

A miíase é definida como "a infestação de seres humanos vivos e de animais vertebrados por larvas de dípteros que, durante pelo menos um certo período de tempo, se alimentam dos tecidos mortos ou vivos do hospedeiro, de substâncias corporais líquidas ou de alimentos ingeridos".

A miíase tem uma distribuição mundial e foi registada em muitos países, nomeadamente nos países tropicais e subtropicais, mas é extremamente rara no hemisfério norte. Também na Tunísia, continua a ser uma doença raramente encontrada e pouco conhecida pelos médicos, o que dificulta o seu diagnóstico. Assim, com o aumento do número de viajantes e, consequentemente, o aumento dos casos importados, teremos de lidar cada vez mais com esta doença.

O objetivo do nosso trabalho foi descrever as caraterísticas epidemiológicas, clínicas, de desenvolvimento e terapêuticas destas doenças.

Trata-se de um estudo retrospetivo e descritivo que envolveu quatro casos de miíase diagnosticados no laboratório de parasitologia-micologia do principal hospital de treino militar em Tunes.

Na nossa primeira observação, relatamos o caso de uma doente de 38 anos, trabalhadora do aeroporto de Djerba, submetida a tratamento com corticosteróides e imunossupressores. A doente apresentava uma rinorreia clara, com vermes esbranquiçados ao assoar o nariz. O exame otorrinolaringológico revelou apenas um aspeto compatível com rinite congestiva e os exames laboratoriais não revelaram anomalias. O exame macroscópico e microscópico das duas larvas identificou-as como larvas *de Oestrus ovis*. A paciente foi submetida a lavagem nasal com soro fisiológico várias vezes ao dia e evoluiu bem. A nossa segunda observação envolveu uma doente de 50 anos de idade, trabalhadora do aeroporto de Tunes, sem antecedentes patológicos assinaláveis. Apresentava-se com uma síndrome gripal que evoluía há 10 dias, com poliartralgia, tosse e expetoração purulenta com vermes esbranquiçados. O exame otorrinolaringológico revelou faringite, e a biologia e a radiografia do tórax não apresentavam anomalias. O exame parasitológico identificou larvas *de Oestrus ovis*. O paciente foi medicado com antissético bucal e soro fisiológico para lavagem nasal, com boa evolução. O nosso terceiro caso envolveu um doente de 60 anos, multitudo, tratado de uma ferida no pé diabético, no qual foi encontrado um verme esbranquiçado durante a oxigenoterapia hiperbárica. A biologia não revelou qualquer hipereosinofilia ou síndroma inflamatório. No departamento de parasitologia, foi identificada uma larva *de Lucilia sericata*. As larvas foram removidas e a ferida foi limpa com clorexidina. O último caso foi o de um doente de 31 anos, sem antecedentes de doença, que esteve envolvido num acidente de viação. Foi entubado e admitido na unidade de cuidados intensivos. O doente desenvolveu febre com uma síndrome inflamatória biológica. Foram encontrados vários vermes esbranquiçados nas suas partes íntimas. O exame parasitológico identificou larvas *de Musca domestica*. As partes íntimas foram depiladas com uma toalete normal e desinfeção anti-séptica. O doente faleceu no quarto dia após o agravamento do choque sético e o aparecimento de falência visceral múltipla.

O nosso estudo destacou casos raros de miíase de diferentes tipos: nasal, ferida e anal nosocomial. Foram também publicados outros casos de miíase na Tunísia, nomeadamente conjuntival e furuncular. Mesmo quando o diagnóstico é óbvio, alguns médicos podem não o fazer, fazendo com que os doentes se atrasem e obrigando-os a fazer tratamentos desnecessários, como antibióticos, contribuindo assim para o aumento da resistência aos antibióticos.

Por conseguinte, propomos uma série de medidas:

➔ Promover cursos de formação universitária e de pós-graduação sobre a miíase, nomeadamente no âmbito da medicina do viajante.

➔ É necessária uma consulta de medicina de viagem antes de partir para aconselhar os viajantes sobre o que devem evitar e quais as medidas a tomar para prevenir estes parasitas:

- Incentivar os viajantes em zonas endémicas a passarem a ferro antes de vestirem roupa deixada ao ar livre.
- Usar vestuário comprido e utilizar redes mosquiteiras.

➔ O tratamento curativo e preventivo dos efectivos com ivermectina [200 μg/kg] parece ser eficaz na redução da infestação larvar. Este tratamento poderia reduzir a frequência da oestrose humana, pelo menos reduzindo o risco de contaminação do gado.

- ➔ Qualquer viajante suspeito de ter miíase importada deve ser sistemática e minuciosamente interrogado, especificando o país de destino, a duração da viagem, o motivo da viagem e as actividades realizadas, bem como ser submetido a um exame físico completo. Deste modo, será possível solicitar os exames complementares necessários, ou mesmo fazer um diagnóstico sem efetuar qualquer investigação.
- ➔ A forma mais simples e mais eficaz de prevenir a miíase nosocomial seria colocar redes mosquiteiras nas janelas e noutras condutas de ventilação.
- ➔ É igualmente necessário insistir numa maior sensibilização por parte do pessoal de enfermagem quando se trata de feridas graves numa altura do ano em que a temperatura é óptima para a reprodução das moscas. As feridas devem ser inspeccionadas e limpas regularmente e cobertas com um penso para evitar a ocorrência de miíase.
- ➔ São necessários mais estudos para compreender melhor a extensão desta parasitose e a sua verdadeira incidência, especialmente porque alguns casos podem ter sido tratados mas não publicados, apesar da sua raridade.

REFERÊNCIAS

1 Zumpt F. Myiasis in man and animals in the old world. Londres: Butterworths; 1965.

2 Noutsis C, Millikan LE. Myiasis. Dermatol Clin. 1994 Oct;12(4):729-36.

3. Marcondes CB, Thyssen PJ. Myiasis-causing flies. Infect Immun. 2022 Feb;2:924-34.

4 Lachish T, Marhoom E, Mumcuoglu KY, Tandlich M, Schwartz E. Myiasis in travelers. J Travel Med. 2015 Jul;22(4):232-6.

5 Caumes E, Carriere J, Guermonprez G, Bricaire F, Danis M, Gentilini M. Dermatoses associated with travel to tropical countries: a prospective study of the diagnosis and management of 269 patients presenting to a tropical disease unit. Clin Infect Dis. 1995 Mar;20(3):542-8.

6. Thomas S, Nair P, Hegde K, Kulkarni A. Miíase nasal com complicações orbitais e palatinas. BMJ Case Rep. 2010 Dec;2010:bcr0820103219.

7 Hakeem ML, Bhattacharyya DN. Exotic human myiasis. Travel Med Infect Dis. 2009 Jul;7(4):198-202.

8. Siwar B, Latifa M, Nawel B, et al. Miíase de feridas causada por Lucilia sericata: Primeiro relatório na Tunísia e revisão da literatura. MOJ Clin Med Case Rep. 2021;11(6).

9 Latifa M, Bousbia C, Aïcha R, Nawel B, Boughariou S, Nsiri R, et al. Um relato de caso de miíase nosocomial causada por Musca domestica e revisão da literatura. J Clin Med Img. 2022;2:1-4.

10. Associação Francesa de Professores de Parasitologia Médica ANOFEL. Parasitoses e micoses das regiões temperadas e tropicais. 5ª edição. Paris: Masson; 2017.

11. Agoumi A. Précis de parasitologie médicale [Online]. 2003 [cited 22 Sep 2022]. Disponible sur: http://www.sudoc.abes.fr/cbs/xslt/DB=2.1//SRCH?IKT=12&TRM=100501931&COOKIE=U10178,Klecteurweb,D2.1,E5c7cfd05-26a,I250,B341720009+,SY,QDEF,A%5C9008+1,,J,H2-26,,29,,34,,39,,44,,49-50,,53-78,,80-87,NLECTEUR+PSI,R102.24.198.32,FN

12 Scholl PJ, Colwell DD, Cepeda-Palacios R. Myiasis [Muscoidea, Oestroidea]. In Medical and Veterinary Entomology. Academic Press. 2019: p383-419.

13. Guiguen C, Belaz S, Chabasse D, Beaucournu JC. Contribuição do laboratório para o diagnóstico da miíase. Rev Francoph Lab. 2020 maio;2020(522):72-80.

14 Francesconi F, Lupi O. Myiasis. Clin Microbiol Rev. 2012 Jan;25(1):79-105.

15 Smillie I, Gubbi KS, Cocks HC. Nasal and ophthalmomyiasis: case report. J Laryngol Otol. 2010 Aug;124(8):934-5.

16 Delhaes L, Bourel B, Pinatel F, Cailliez JC, Gosset D, Camus D, et al. Human nasal myiasis caused by *Oestrus ovis*. Parasite. Dez 2001;8(4):289-96.

17. oestrus ovis [Em linha]. 2001 [citado 22 set 2022]. Disponível em: https://www.parasite.org.au/pugh-collection/Oestrus%20ovis%20%2001.jpg_Index.html

18. Tahenni S. Myiasis of the nasal cavity (Oestrosis of sheep) [Online]. 2014 [citado 22 set 2022]. Disponível em: https://www.alliance-elevage.com/informations/article/les-myiases-de-la-cavite-nasale-loestrose-des-ovins

19 Pampiglione S, Giannetto S, Virga A. Persistência da miíase humana por Oestrus ovis L. (diptera: oestridae) entre os pastores da zona de etnean (Sicília) durante mais de 150 anos. Parassitologia. 1997 Dec;39(4):415-8.

20 Sergent E. La thimni, myiase oculo-nasale de l'homme causee par l'oestre du mouton. Arch Inst Pasteur Alger. Dez 1952;30(4):319-61.

21 Pagès R. A case of ocular myiasis in poitou. Bull Soc Ophtalmol Fr. 1971 Jul;71(7):743-4.

22 Kilani M, Kacem HH, Dorchies PH, Franc M. Observations on the annual cycle of Oestrus ovis in Tunisia. Rev Med Vet. Mar 1986;137(6):451-7.

23 Anane S, Ben Hssine L. Miíase conjuntival humana causada por Oestrus ovis no sul da Tunísia. Bull Soc Pathol Exot. Dez 2010;103(5):299-304.

24 Zayani A, Chaabouni M, Gouiaa R, Ben Hadj Hamida F, Fki J. Conjunctival myiasis. A propos de 23 cas dans le Sahel tunisien. Arch Inst Pasteur Tunis. Oct 1989;66(3-4):289-92.

25 Díez González L, Poncela Blanco M, Mayo Yáñez M. Miíase rinossinusal por larva de terceiro estágio de oestrus ovis. Med Clin. 2020 Dec;155(12):566-7.

26. Mumcuoglu KY, Eliashar R. Miíase nasal devida a larvas de Oestrus ovis em Israel. Isr Med Assoc J. 2011 Jun;13(6):379-80.

27. Einer H, Ellegård E. Miíase nasal por larva de segundo estágio de Oestrus ovis em um homem imunocompetente: relato de caso e revisão da literatura. J Laryngol Otol. 2011 Jul;125(7):745-6.

28 Baker MC. Infestação do ouvido por vermes da mosca da garrafa verde. Miíase do ouvido causada por Phaenica sericata. Laryngoscope. 1953 Jun;63(6):545-8.

29 Sharma H, Dayal D, Agrawal SP. Nasal myiasis: revisão de 10 anos de experiência. J Laryngol Otol. 1989 May;103(5):489-91.

30. Taylor HM. Infestação de lagarta do parafuso (Cochliomyia americana) no homem. Ann Otol Rhinol Laryngol. 1950 Jun;59(2):531-40.

31 Arora S, Sharma JK, Pippal SK, Sethi Y, Yadav A. Etiologia clínica da miíase em otorrinolaringologia: um estudo de intervalo de período reterógrado. Braz J Otorhinolaryngol. 2009 May;75(3):356-61.

32 Kuruvilla G, Albert RA, Job A, Ranjith VT, Selvakumar P. Pneumocephalus: a rare complication of nasal myiasis. Am J Otolaryngol. 2006 Mar;27(2):133-5.

33 Sayeed A, Ahmed A, Sharma SC, Hasan SA. Ivermectin: a novel method of treatment of nasal and nasopharyngeal myiasis. Indian J Otolaryngol Head Neck Surg. 2019 Nov;71 Suppl 3:2019-24.

34 Dorchies P, Alzieu JP, Cadiergues MC. Comparação das eficácias curativas e preventivas da ivermectina e do closantel no Oestrus ovis (linné 1758) em ovinos naturalmente infectados. Vet Parasitol. 1997 Oct;72(2):179-84.

35 Lucientes J, Castillo JA, Ferrer LM, Peribáñez MA, Ferrer Dufol M, Gracia Salinas MJ. Eficácia da invermectina administrada por via oral contra as fases larvares de Oestrus ovis em ovinos. Vet Parasitol. 1998 Feb;75(2):255-9.

36 Wikipédia. Lucilia sericata [Em linha]. 2021 [citado 22 set 2022]. Disponível em: https://fr.wikipedia.org/w/index.php?title=Lucilia_sericata&oldid=186651626

37 Hall MJ. Trapping the flies that cause myiasis: their responses to host-stimuli. Ann Trop Med Parasitol. 1995 Aug;89(4):333-57.

38 Kotzé Z, Villet MH, Weldon CW. Efeito da temperatura no desenvolvimento da mosca varejeira, Lucilia cuprina (Wiedemann) (diptera: calliphoridae). Int J Legal Med. 2015 Sep;129(5):1155-62.

39 Greenberg B. Dois casos de miíase humana causada por Phaenicia sericata (Diptera: calliphoridae) em hospitais da área de Chicago. J Med Entomol. 1984 Sep;21(5):615.

40 Terzi AJE. A larva e a mosca de uma garrafa verde (Lucilia sericata). [Em linha]. 2022 [citado 22 set 2022]. Disponível em: https://wellcomecollection.org/works/z8hfj3zg/images?id=fgujcpqv

41 Joo CY, Kim JB. Infecções submandibulares nosocomiais com larvas de dípteros. Korean J Parasitol. 2001 Sep;39(3):255-60.

42. Uysal S, Ozturk AM, Tasbakan M, Simsir IY, Unver A, Turgay N, et al. Miíase humana em pacientes com pé diabético: 18 casos. Ann Saudi Med. 2018 maio;38(3):208-13.

43 Singh A, Singh Z. Incidência de miíase em humanos - uma revisão. Parasitol Res. 2015 Sep;114(9):3183-99.

44 Bouet G, Roubaud E. Études sur la faune parasitaire de l'Afrique occidentale française. Paris: Masson; 1914.

45 Graham JP, Price LB, Evans SL, Graczyk TK, Silbergeld EK. Antibiotic resistant enterococci and staphylococci isolated from flies collected near confined poultry feeding operations. Sci Total Environ. 2009 Apr;407(8):2701-10.

46 Ranjbar R, Izadi M, Hafshejani TT, Khamesipour F. Deteção molecular e resistência antimicrobiana de Klebsiella pneumoniae de moscas domésticas (Musca domestica) em cozinhas, quintas, hospitais e matadouros. J Infect Public Health. 2016 Jul;9(4):499-505.

47. Schaumburg F, Onwugamba FC, Akulenko R, Peters G, Mellmann A, Köck R, et al. A geospatial analysis of flies and the spread of antimicrobial resistant bacteria. Int J Med Microbiol. 2016 Nov;306(7):566-71.

48. Onwugamba FC, Fitzgerald JR, Rochon K, Guardabassi L, Alabi A, Kühne S, et al. O papel das "moscas da sujidade" na propagação da resistência antimicrobiana. Travel Med Infect Dis. 2018 Mar;22:8-17.

49 Emerson PM, Lindsay SW, Walraven GE, Faal H, Bøgh C, Lowe K, et al. Effect of fly control on trachoma and diarrhea. Lancet. 1999 Apr;353(9162):1401-3.

50 Emerson PM, Bailey RL, Mahdi OS, Walraven GL, Lindsay SW. Transmission ecology of the fly Musca sorbens, a putative vetor of trachoma. Trans R Soc Trop Med Hyg. 2000 Jan;94(1):28-32.

51. Ramesh A, Bristow J, Kovats S, Lindsay SW, Haslam D, Schmidt E, et al. O impacto do clima na abundância de Musca sorbens, o vetor do tracoma. Parasit Vectors. 2016 Jan;9:48.

52 Sesterhenn AM, Pfützner W, Braulke DM, Wiegand S, Werner JA, Taubert A. Cutaneous manifestation of myiasis in malignant wounds of the head and neck. Eur J Dermatol. 2009 Jan;19(1):64-8.

53. Ergün S, Akinci O, Sirekbasan S, Kocael A. Miíase de ferida pós-operatória causada por Sarcophaga carnaria. Turkiye Parazitol Derg. 2016 Sep;40(3):172-5.

54. Nmorsi OP, Agbozele G, Ukwandu ND. Alguns aspectos da epidemiologia das moscas da sujidade: Musca domestica, Musca domestica vicina, Drosophilia melanogaster e bactérias patogénicas associadas em Ekpoma, Nigéria. Vetor Borne Zoonotic Dis. 2007 Mar;7(2):107-17.

55 Butler JF, Garcia Maruniak A, Meek F, Maruniak JE. Moscas domésticas selvagens da Flórida (Musca domestica) como portadoras de bactérias patogénicas. Fla Entomol. 2010 Jun;93(2):218-23.

56 Terzi AJE. A larva e a mosca de uma mosca doméstica (Musca domestica). Desenho colorido de A.J.E. Terzi [Em linha]. 2020 [citado 22 set 2022]. Disponível em: https://wellcomecollection.org/works/nngbf2ja

57 Sherman RA, Roselle G, Bills C, Danko LH, Eldridge N. Healthcare-associated myiasis: prevention and intervention. Infect Control Hosp Epidemiol. 2005 Oct;26(10):828-32.

58 Daniel M, Šrámová H, Zálabská E. Lucilia sericata (diptera: calliphoridae) causando miíase adquirida no hospital de uma ferida traumática. J Hosp Infect. 1994 Oct;28(2):149-52.

59. Adegboye AO, Yakubu AO. Aural myiasis in a 2week old neonate - case report. Niger Med Pract. 2007 Oct;52(4):94-6.

60 Dutto M, Bertero M. Miíase traumática por sarcophaga (bercaeal cruentata meigen, 1826 (diptera, sarcophagidae) em ambiente hospitalar: relato de um caso clínico após politraumatismo. J Prev Med Hyg. 2010 Mar;51(1):50-2.

61 Dutto M, Pellegrino M, Vanin S. Miíase nosocomial num doente com diabetes. J Hosp Infect. 2013 Jan;83(1):74-6.

62 Petersen CS, Zachariae C. Balanopostite aguda causada por infestação com cordylobia anthropophaga. Ata Derm Venereol. 1999 Mar;79(2):170.

63 Massey RL, Rodriguez G. Human scrotal myiasis: botfly infestation. Urol Nurs. 2002 Oct;22(5):315-7.

64 Zardi EM, Iori A, Picardi A, Costantino S, Petrarca V. Miíase de uma fístula perineal. Parassitologia. 2002 Dec;44(3-4):201-2.

APÊNDICES

Apêndice 1

Chave para determinar a miíase: uma abordagem de diagnóstico baseada em formas clínicas [10].

1. Larva agarrada ao doente durante a noite na África negra: *Auchmeromyia senegalensis*. -Maggot de um pseudofurúnculo: ver 2 e 3.

2. Num doente regressado da África Ocidental: *Cordylobia anthropophaga*; os espinhos cuticulares cobrem todo o corpo da larva, as fendas são sinuosas e convergem para o botão **(Figura 20a)**.

3. Num doente regressado da América Latina: *Dermatobia hominis*; os espinhos cuticulares da larva são semelhantes a espinhos de roseira e formam uma fila por segmento; as fendas dos espiráculos respiratórios são rectilíneas **(figura 20b).** Estes espinhos estão ausentes nos três últimos segmentos terminais. -Larva das fossas nasais falsas ou observada na conjuntiva do olho: passar a 4.

4. Os orifícios estigmáticos são dispersos e ponctiformes no interior do peritrema: *Œstrus* sp. e *Rhinoestrus* sp. O botão está inserido no centro do estigma: *Œstrus ovis* **(figura 20c).**

-O botão é mais ou menos invaginado no bordo lateral-interno do estigma: Rhinoestrus spp. **(figura 20d).** Larva encontrada nas fezes; estigmas transportados por um longo filamento posterior "larva em forma de cauda de rato": *Eristalis tenax*.

5. Larva de pregas, feridas, canal auditivo, vagina, etc.: passar a 6. fendas estigmáticas sinuosas que se sucedem de ponta a ponta: *Musca domestica* **(figura 20e)**.

6. Fendas rectas que convergem para o botão do peritreme: passar ao ponto 7.

7. Botão colocado no perímetro: passar a 8 **(figuras 20f e 20g).**

-Botão não colocado no perímetro: passar ao ponto 9.

8. Presença de um pequeno esclerito bucal no ápice do gancho bucal: *Calliphora* spp. **(figura 21)**.

9. Ausência de um pequeno esclerito bucal no ápice do gancho bucal: *Lucilia* ssp. **(figura 22)**.

10. Peritrema interrompido e botão pouco esclerotizado**:** *Cochliomyia* spp.

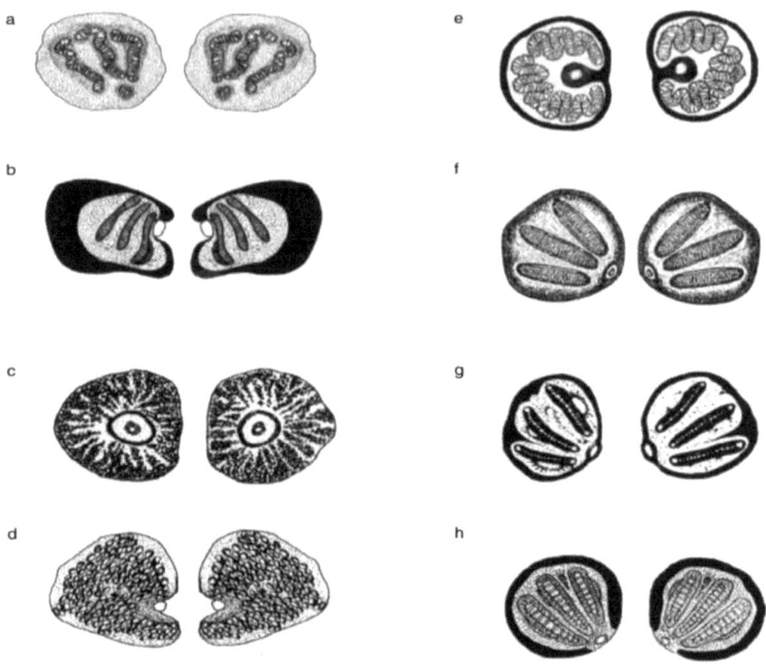

Figura 20: Esquema dos estigmas respiratórios

a) *Cordylobia anthropophaga*. b) *Dermatobia hominis*. c) *OEstrus ovis*. d) *Rhinoestrus* spp. e) *Musca domestica*. f) *Calliphora erythrocephala*. g) *Lucilia sericata*. h) *Cochliomyia hominivorax*. [10]

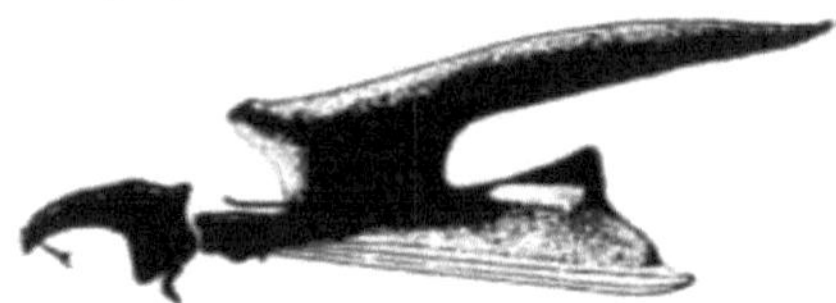

Figura 21. Escleritos bucais de *Calliphora erythrocephala*. [10]

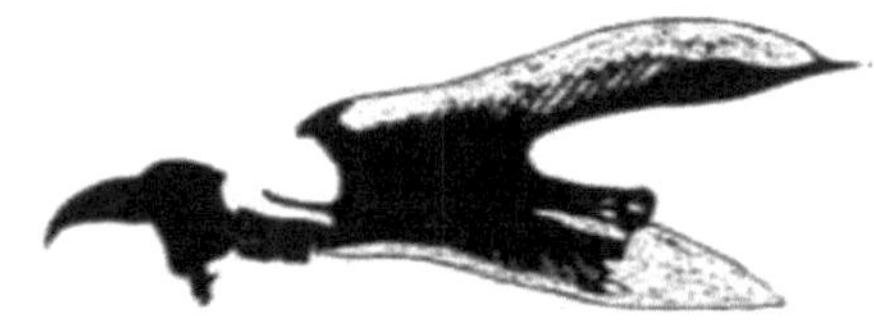

Figura 22. Escleritos bucais de *Lucilia sericata*. [10]

MIÍASE HUMANA: ESTUDO DE QUATRO CASOS ATENDIDOS NO HOSPITAL MILITAR

Resumo

Antecedentes:

A miíase é uma infestação parasitária dos tecidos ou das cavidades corporais dos mamíferos por larvas de dípteros. Esta ectoparasitose é de distribuição mundial, mas representa uma doença raramente observada na Tunísia. O objetivo do nosso estudo foi descrever as caraterísticas epidemiológicas, clínicas e biológicas de quatro casos de miíase humana.

Métodos:

Este foi um estudo descritivo retrospetivo, recolhendo quatro casos tunisinos de miíase ocorridos entre 2018 e 2022. O diagnóstico foi efectuado no laboratório de parasitologia-micologia do hospital de instrução militar de Tunes por estudo macroscópico e microscópico segundo os critérios de Zumpt.

Resultados:

Registámos quatro casos tunisinos de miíase humana. A idade média era de 45 anos, com um rácio de sexos igual a 1. Os nossos doentes não apresentavam antecedentes de viagens. Os dois primeiros casos representavam miíase nasal devido a *Oestrus ovis.* Estes dois doentes eram funcionários dos aeroportos de Tunes e Djerba. As larvas foram extirpadas com uma boa evolução clínica. O terceiro caso foi uma miíase numa ferida de pé diabético. As larvas identificadas eram *Lucilia sericata.* A eliminação mecânica das larvas com cuidados locais e oxigenoterapia hiperbárica permitiu a cicatrização da ferida. O nosso último caso foi o de um doente que teve uma miíase nosocomial do ânus internado na unidade de cuidados intensivos. A espécie identificada foi *Musca domestica.* Apesar da eliminação das larvas com desinfeção anti-séptica, o desfecho foi marcado pela morte do doente por choque sético e falências viscerais múltiplas.

Conclusão:

Apesar da raridade dos casos na Tunísia, o diagnóstico não deve escapar-nos, especialmente em pacientes de risco com ou sem a noção de viagem para zonas tropicais ou subtropicais. A sensibilização e a formação do pessoal de saúde são necessárias para aconselhar os viajantes, diagnosticar e tratar estas ectoparasitoses.

Palavras-chave Myasis, cavidade nasal, feridas, reto, Tunísia

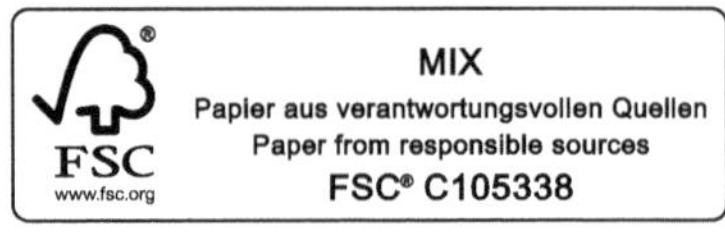

Printed by Books on Demand GmbH, Norderstedt / Germany